I0425332

TENDENCIAS DEMOGRÁFICAS EN EL MUNDO ACTUAL

DIFERENCIAS DE SALUD, CONTRASTES Y RETOS EN LA MORTALIDAD EN EE.UU.

Pilar Montesó Curto.
Publicado en Octubre 2012

I. INTRODUCCIÓN

Primeramente hablaremos de envejecimiento pues es el fenómeno característico de las sociedades actuales, principalmente de las occidentales.

Las posibilidades de vivir muchos años han experimentado una subida espectacular. Si a esto le añadimos la drástica reducción de la fecundidad de las últimas décadas, el panorama resultante es el de una de las sociedades más envejecidas del planeta.

ENVEJECIMIENTO DE LA POBLACIÓN

La población de EE.UU. está inmersa en un mundo que envejece. El envejecimiento de la población mundial es un fenómeno del siglo XXI. La tendencia al envejecimiento de la población que se inició en los países desarrollados a mediados del siglo XX es también evidente en las regiones en desarrollo del mundo.

En la mayoría de los países industrializados el crecimiento de la población de las personas de edad fue bastante lento, tuvieron que pasar de 50 a 100 años para que el porcentaje de población de más de 65 años se duplicase, del 7% al 14%. En cambio, en la mayoría de países en desarrollo un aumento comparable de la población de edad avanzada tendrá lugar en menos de 30 años. Se prevé que para 2025 una de cada cuatro personas (25%) del mundo desarrollado tendrá 60 años o más, solo el 12% del mundo en desarrollo tendrá más de 60 años. Para el 2025 el 84% de la población mundial se concentrará en regiones en desarrollo, sobre todo en África, donde se prevé el crecimiento más rápido de la población de edad. (1)

Decimos que la población envejece, pero nos preguntamos ¿qué es el envejecimiento? El envejecimiento de una población no se refiere a un proceso biológico, sino a un proceso de transformación de la estructura por edad de una determinada población (2). En el curso de esta transformación, la población anciana aumenta, ya sea de forma absoluta o relativa, en detrimento de la población joven, dando lugar al fenómeno que se denomina como envejecimiento demográfico.

Shryock y Siegel consideran el envejecimiento demográfico, cuando la proporción de personas mayores (65 años o más) en el conjunto de la población es superior a un 10%.

1. Wisensale S., El envejecimiento de la población mundial.
2. Una sociedad para todas las edades: Evolución y exploración. Programa de las Naciones Unidas sobre el envejecimiento.

En la actualidad y según esta definición flexible, una población sería declarada envejecida si la población superase un 13,2%, caso de las poblaciones de la Europa de los 15 o de España, cuyas proporciones alcanzaban un 15,6% en 1998 y 1996, respectivamente.

El mundo se está haciendo más viejo, con una proporción menor de menores de 15 años y un aumento de personas de más de 60. Actualmente, el 10% de la población mundial tiene más de 60 años, esta cifra se espera que aumente al 13% para el año 2000 y que se dispare al 22% en 2050. (3)

Las transformaciones económicas y sociales del s. XVIII de Europa Occidental dieron lugar a la transición demográfica debido al progreso médico y a la mejora del nivel de vida. Fue el paso de un régimen demográfico primitivo con elevada mortalidad y fecundidad a un régimen nuevo caracterizado por débil fecundidad y débil mortalidad.

Al final de la Segunda Guerra Mundial, nos encontramos con un aumento importante de la esperanza de vida de los países menos desarrollados, se esperaba también un descenso en la fecundidad que no llegó hasta la década de los 70, cuando un acelerado descenso en la mortalidad infantil permitió alcanzar una mortalidad más baja. Este desfase generó un gran alarmismo respecto al volumen de la población mundial, hasta que se observó la caída de la fecundidad en prácticamente todas las regiones del mundo (menos África Intertropical.

Este proceso de baja mortalidad y fecundidad o transición está aún inacabado en algunas regiones del mundo, no tanto por no reducir la fecundidad, sino por tener un menor nivel de supervivencia. (4)

La teoría de la transición demográfica surgió en los siglos XIX y XX en Europa Occidental como resultado de los cambios en las tendencias de mortalidad y fecundidad, se centró sobretodo en el descenso de la fecundidad. Posteriormente surgió la transición epidemiológica que se centró más en conceptos relacionados con la mortalidad, se formulaban las primeras teorías que intentaban explicar el descenso de la mortalidad que acompañó la transición demográfica.

3. Zamora F, ¿Quién teme al envejecimiento? Universidad Complutense de Madrid.
4. Robles, E., La Transición Sanitaria: Una revisión Conceptual.

En los últimos años ha surgido el concepto de transición sanitaria como una explicación de los cambios más importantes de las poblaciones europeas occidentales, en la que también podemos incluir la población de EE.UU.: descenso de fecundidad y mortalidad, envejecimiento de la población, reducción de enfermedades transmisibles e infecciosas, aumento de patologías crónicas y degenerativas, aparición de nuevos riesgos ambientales y ocupacionales ...Este tipo de transición debería integrar los cambios en la fecundidad, mortalidad, morbilidad y riesgos, pero también factores socioeconómicos, políticos, educativos. (5)

En las pirámides de población de los países más desarrollados, el uso general de métodos anticonceptivos y los avances en la sanidad provocan que las pirámides se aproximen a una forma rectangular, con todas las generaciones de igual tamaño, e incluso a formas de "pirámide invertida", en las que las nuevas generaciones son cada vez menos numerosas.

5. Gómez R., Contrastes, excepciones y frenos en las tendencias de la mortalidad mundial

Population Pyramid Summary for United States

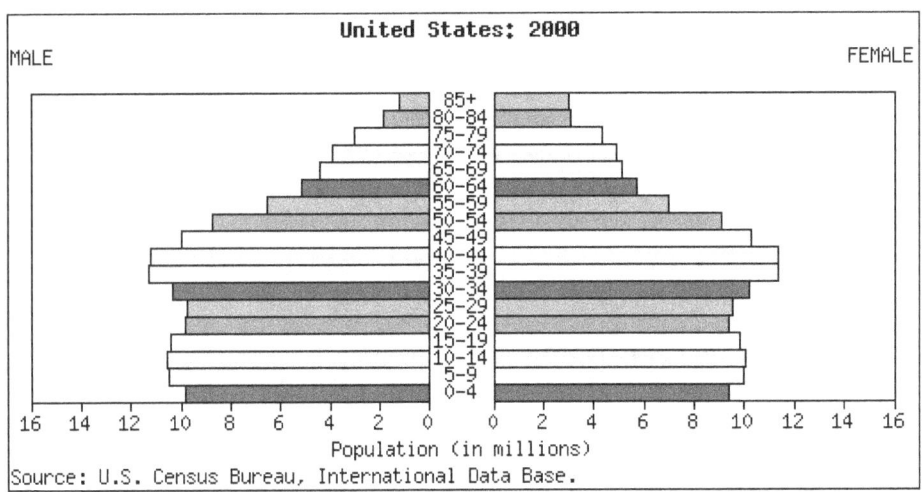

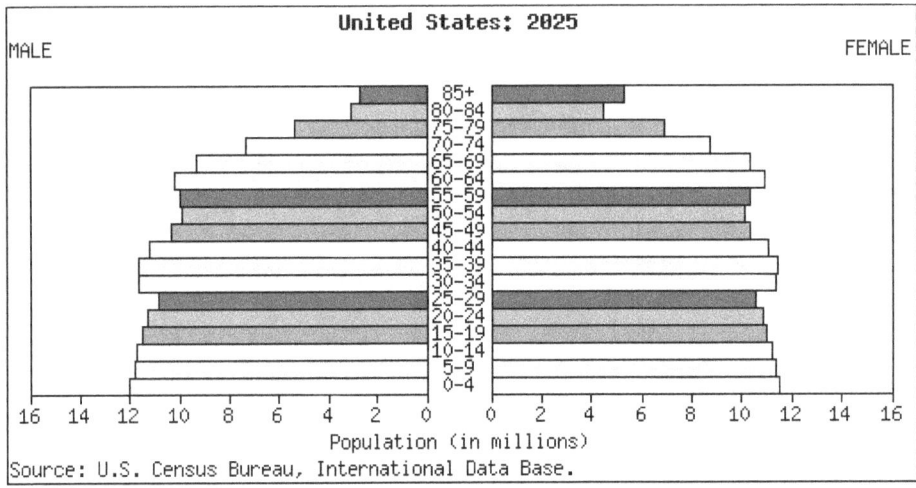

Los gráficos adjuntos muestran una pirámide de crecimiento lento, la de Estados Unidos, y aún más rectangular, la de 2025.

En los Estados Unidos, la población está creciendo a una tasa en torno al 1,7% anual. La apariencia de la pirámide es más rectangular. Se puede observar en las cohortes entre los 35 y los cincuenta años el efecto del "baby-boom" que se produjo tras la 2GM. A la vista de este gráfico se puede predecir que cuando esas generaciones alcancen la jubilación en USA se producirá un notable aumento de la demanda de servicios geriátricos. En la pirámide de 2025 todavía encontramos mayor envejecimiento de la población con su aspecto aún más rectangular, pero la natalidad ha aumentado también respecto al año 2000. (6)

ESTEREOTIPO EE.UU.

Los Estados Unidos es de los países con un PNB per cápita más alto del mundo (22.000 dólares per cápita), sobrepasado por Suiza (33.000 dólares), gracias al refugio de capital de todos los países, pero también Japón donde la renta per cápita (cerca de 25.000 dólares) ha superado a la de los países escandinavos. Finalmente tres o cuatro países petrolíferos muy poco poblados, se acercan a los 20.000 dólares per cápita (Emiratos Árabes Unidos, Qatar, Kuwait y Brunei).

En efecto cuatro conjuntos geopolíticos se reparten la potencia económica mundial: Norteamérica, Japón y los "nuevos países industrializados" de Extremo Oriente, Europa, y aunque debilitada la antigua Unión Soviética (1992). (7)

Este país de tanta riqueza presenta grandes desigualdades en cuanto a salud. Otro concepto importante además del de envejecimiento es el de desigualdad.

La desigualdad en los países del mundo en cuanto a recursos y población es evidente.

Lo que sí parece cierto es que cuanto más igualitaria es una sociedad, mejor es la salud de su población, medida ya sea por la esperanza de vida, su mortalidad infantil o la incidencia de diferentes enfermedades (Smith, 1996; (8) Lynch y Kaplan, 1997; (9) Wilkinson, (10) 1992; Wolfson, 1998 (11).Además, cuanto más equitativa se hace una sociedad, en mayor medida aumenta también la esperanza de vida.

Situamos a Estados Unidos entre los países ricos (Europa, antigua URSS, Norteamérica, Japón, Oceanía y países productores de petróleo de Arabia) donde vive menos de un cuarto de población mundial, dispone cerca del 85% de los ingresos. Por el contrario, los países pobres (Asia oriental menos Japón, Asia del Sur salvando los países petrolíferos de Arabia, África y América Latina) donde viven los otros tres cuartos de la humanidad, disponen apenas de algo más del 15% de las rentas. Europa y Norteamérica, cada una con más del 30% de los ingresos se reparten el pastel contando respectivamente solo con un 9% y 5% de la población mundial.

6. http.www.U.S. Census Bureau. International Data Base (IDB). Population Pyramids.

7. Vallin J, La población Mundial. Madrid: Alianza Universidad; 1997.

8. Smith GD."Income inequality and mortality: why are they related?".British Medical Journal, 1996, 312:987.

9. Lynch JW, Kaplan GA. "Understanding how inequality in the distribution of Income Affects Health". Journal Health Psych, 1997. 23:297.

10. Wilkinson RG."Income Distribution and Life Expectancy.British Medical Journal, 1992, 304: 165-168.

11. Wolfson MC, Murphy BB. New Views on Inequality Trends in Canada and the United States, 1998, Labor Review, 3 (abril).

Cuando hablamos de salud no debemos hacerlo únicamente de sistema sanitario, pues existen otros factores que determinan la salud. La idea de que el ambiente social influencia en la salud de la población está cada vez más reconocida en general (12).

Podríamos decir que en la salud podemos analizar por un lado el ambiente físico (clima, geografía, recursos naturales, urbanismo, higiene pública, polución...) y por otro lado el ambiente social. Este último resulta en una sociedad dada, en un momento determinado, de la interacción entre los valores, la cultura de esa sociedad y las modalidades de su organización. Es este contexto donde se ubica la prosperidad de una sociedad, de su carácter más o menos igualitario, de la estructura social y de las condiciones de vida de la población (13)

El conjunto de fuerzas ambientales sobre su salud depende de la resistencia biológica (genética, edad, sexo), de sus disposiciones a actuar que se manifiestan por sus hábitos de vida, de los recursos que puede movilizar. Las respuestas a esas fuerzas se manifiestan ya sea por el mantenimiento de la salud o por la aparición de enfermedad.

Es importante reconocer que la estructura social y las condiciones de vida determinan la salud y reconocer también la especificidad y la autonomía de los individuos. Por especificidad se entiende el carácter único del bagaje genético y del ambiente en que cada individuo crece, y por autonomía, la posibilidad para el individuo de hacer conscientemente y voluntariamente elecciones que pueden tener consecuencias sobre su salud (alimentación, ejercicio...). (14)

Solo aceptando que la salud es un fenómeno complejo permitirá a los diferentes grupos sociales asumir el riesgo de transformar democráticamente el sistema de atención social y al mismo tiempo a la sociedad, para hacer más equitativa y a la vez valorizar todas las políticas que no son portadoras de salud. (15)

Para progresar en el análisis de los determinantes de salud, es necesario estudiar de manera cuidadosa la influencia de las diferentes dimensiones que caracterizan la estructura social y las condiciones de vida.

El estado de salud está influenciado por la posición social, cualquiera de los indicadores que utilicemos para medirla (nivel de educación, ocupación, apoyo social...), y sobre todo hay un gradiente entre la posición ocupada y la salud. Cuanto más alto se está en la jerarquía social, mejor es la salud.

12. OMS. "LA Santé por tous au 21 siècle. Cohopenhague. OMS. 1988, Europe.
13. Putman RD. Making democracy work-civil tradition in modern Italy. Pricenton . University Press, 1993.
14. Bordieu P, Raisons practiques. Seuil, 1994, París.
15. Contandriopolos AP. Pourquoi certaines populations vivent-elles plus longtemps que d´autres? De l´avantage d´etre riche, cultivé et japonais. La Recherche (Special) julio-agosto; 322: 102-105.

Para Smith, editorialista del British Medical Journal, la conclusión de esas investigaciones es clara: "El aumento de las desigualdades de ingreso es malo para la economía, malo para las tasa de criminalidad, malo para las condiciones de trabajo, malo para el desarrollo de infraestructuras colectivas y malo para la salud, tanto a corto como a largo plazo".

En Estados Unidos uno de cada tres latinos no tiene seguro. Existen grandes divisiones en el cuidado de la salud que afecta a todas las comunidades minoritarias: los afro-americanos, hispanos, indio-americanos y los isleños asiático-pacíficos.

II. FUENTES

- Revista Sistema: "¿Quién teme al envejecimiento?. Francisco Zamora.
  "El futuro demográfico de España"
  "Las proyecciones de la población de España"
  "Contrastes, excepciones y frenos en las tendencias de mortalidad mundial".

- Informe sobre "La situación del envejecimiento de la población mundial" de Naciones Unidas, 2001.

- Revista Demography: "New african american life tables from 1935-40 to 1985-1990.

- Capítulo 2 sobre longevidad y estado de salud dentro del libro "Envejecer en España".

- National Vital Stadistics Reports.

- Informe sobre "El estado de la población mundial 2003", UNFPA.

- Vallin J, "La población mundial".

- Weeks J., "Sociología de la población. Introducción a los conceptos y cuestiones básicas".
- WWW.ine.es.
- www.diariomedico.com.

- http.www.U.S. Census Bureau. International Data Base (IDB). Population Pyramids.

- http://www.boletinaps.org/boletin/boletein6/articulo_10.pdf. Artículo de André-Pierre Contandriopoulos (1997) "La santé entre les sciences sociales et les sciencies de la vie", donde encontramos la referencias a Putman, Bordieu, Smith, Lynch y Kaplan, Wilkinson, Wolfson.
- www.PRB .com (Population Reference Bureau)

- Organización Panamericana de la Salud. O.M.S.

- Revista Salut Catalunya:
    -"El sistema sanitario de los EE.UU."
    - "Medida de la salud dentro de la evaluación económica"
    - "Una aproximación general a la Salud pública actual".
    - "Aspectos éticos de la política sanitaria"
    - "Los cuidados de salud en EE.UU."

- Revista Jano Medicina y Humanidades. "Análisis económico de la política sanitaria".

- Revista Rol de Enfermería. "La racionalidad en política sanitaria y sus limitaciones".

- Revista Centro de Salud:
    - "Las reformas sanitarias de Clinton y su posible relevancia en España".

- Revista Todo Hospital: "Algunos aspectos de la reforma sanitaria de Clinton".
- Revista Demography.

III. HIPÓTESIS

-INEQUIDAD ANTE LA SALUD

Cuando hablamos de salud hemos observado que aquellos países que tienen una estructura social más igualitaria (sanidad, educación, vivienda...) presentan menos desigualdades en cuanto a salud.

Frecuentemente oímos comentarios del tipo "el sistema sanitario es injusto... solo los ricos tienen derecho a atención sanitaria y los pobres no tienen acceso". El sistema sanitario americano se basa en la responsabilidad individual, en la creencia en que cada individuo es responsable de su bienestar y del de su familia, y en que a no ser que una persona no se encuentre en condiciones extremas, el Estado no proveerá. Y no solo en sanidad, los americanos firmes en la creencia del laissez faire, han comprobado que el Estado es un gestor ineficiente y que cuanto menos intervenga en las vidas de las personas, más bien les hará (16)

16. Oriol, A., "El sistema sanitario de los EE.UU."

La contradicción de ser el país que más gasta en sanidad y no ser precisamente el que más salud tiene nos lleva a analizar el tema de la desigualdad ya introducido en el principio del trabajo.

Si analizamos algunos indicadores vemos que son peores que respecto a algunos países de Europa Occidental (17):

Occidental	EE.UU.	Europa
- Mortalidad de lactantes	7 o/oo	5 o/oo
- Esperanza de vida al nacer	74,3 -79,9	75,3 – 81,7
- Tasa mortalidad debido a la maternidad	12	11
- Alumbramientos 15-19 años	53 o/oo	10 o/oo
- Mortalidad menores 5 años	8/9	6/6
- Tasa Fecundidad	2,11	1,58

(Vigilancia de las metas de la CIPD. UNFPA. 2003)

En el año 1991 el costo sanitario alcanzó los 800 billones de dólares o el 13% del PIB (el mas alto del mundo), comparado con el año 1970 (7%). Lo dramático de estas cifras es que en 1990 un 15% de la población Americana no tenía seguro sanitario o lo que es lo mismo, 37 millones de americanos estaban sin seguro. Pero además 60 millones de personas, es decir 1 de cada 4 americanos pasan sin seguro en algún momento de su vida, por un tiempo medio de 28 meses.

Al caer el empleo, se reducen los beneficios sanitarios, las compañías tratan de eliminar a sus asegurados enfermos y las familias no pueden asegurarse cuando necesitan altas primas.

Actualmente Estados Unidos lidera el mundo de la medicina. La mayoría de los americanos recibe la mejor medicina del mundo, y la contradicción es que 37 millones no tienen seguro.

Actualmente un 85% de los americanos tienen un seguro de salud. Pocos del sistema privado desean pasar a un sistema público estatal porque supone menos servicios, peor calidad, menor eficiencia y más impuestos. Sistemas nacionalizados como el español, inglés, el canadiense, o el sueco se caracterizan por las listas de espera, envejecimiento de las infraestructuras y limitaciones en las prestaciones sanitarias. Claro, estas son afirmaciones de los defensores de un sistema de salud privado.

17. Estado de la población mundial 2003. UNFPA

Estas consecuencias adversas van implícitas en la propuesta de Clinton, en la actualidad los canadienses acuden a Siattle, Miniapolis, Detroit, Bufalo... para resolver problemas de salud más rápidamente o aquellos que requieren tecnología más puntera.   Estados Unidos con el 5% de la población mundial, gasta buena parte del PIB en sanidad, y aún así gozan de mala salud en comparación con otros países industrializados. Otro dato inquietante es que la salud de los estadounidenses sigue empeorando con respecto a otros países de desarrollo similar (18).

Existe la contradicción de que siendo Estados Unidos un país que invierte como ninguno en cuestiones de salud, y sin embargo tiene una expectativa de vida bastante baja. Las causas hay que buscarlas en la desigualdad citada anteriormente.

Si observamos los países que gozan mayor índice de longevidad son también los más equitativos, por razones culturales (como España y Japón), o por políticas públicas y tasas impositivas que nivelan a todo el mundo (Suecia, Noruega, Suiza, Islandia), y que además tienen servicios de salud estatales con una cobertura total de la población (Canadá).

Desde que empezó la fase actual del capitalismo, que algunos llaman neoliberalismo y otros globalización corporativa, se ha ido consolidando una tendencia en la que los ricos se están haciendo más ricos y los pobres más pobres. En Estados Unidos se ha abierto una brecha entre la clase media y los muy ricos escandalosa, y no hablemos del creciente número de pobres que es aún peor.

Comparando esta tendencia con Japón, después de la Segunda Guerra Mundial, los japoneses reestructuraron su sociedad y la lograron hacer más horizontal que vertical, es decir, más equitativa. Esto se puede apreciar por la diferencia entre los diferentes sueldos, como ejemplo el primer ministro de Japón apenas gana cuatro veces lo que gana un trabajador común. En las empresas niponas el director ejecutivo gana comúnmente 10 veces más de lo que gana un empleado recién ingresado, en cambio en Estados Unidos los ejecutivos ganan 475 veces más de lo que gana un trabajador raso.

En Japón, la brecha entre ricos y pobres es la más reducida de cualquier otro país. Y la sociedad japonesa se ha caracterizado por ser cohesiva, con un lugar y respeto para todo el mundo.

18. www.diariomédico.com

DESIGUALDAD ANTE LA MUERTE

La mortalidad se ve afectada por el entorno social de nacimiento y por las condiciones de vida y de trabajo. La pertenencia a una clase social engendra actitudes y comportamientos diferentes respecto a la salud y especialmente respecto al consumo médico, terreno en el que los factores culturales desempeñan un papel fundamental. En un contexto como el de EEUU las clases sociales más favorecidas son las que más se benefician de dichos avances y que a pesar de los esfuerzos realizados en pro de la igualdad, las diferencias son grandes sobretodo para este país donde las desigualdades siguen siendo muy importantes.

La mortalidad baja, pero baja más rápidamente para los ejecutivos que para los obreros. (19)

Las minorías raciales siguen siendo desiguales en cuanto salud (20)
Esperanza de vida: La esperanza de vida de los hombres afroamericanos es de 68,2 años comparada con 74,8 años para los hombres blancos. La esperanza de vida para las mujeres norteamericanas es de 74,9 años comparada con 80 años para las mujeres blancas.

- Índices de mortalidad infantil: Los índices de mortalidad infantil entre los afroamericanos son más del doble de las de los blancos. Los índices de mortalidad infantil entre los indios americanos y los nativos de Alaska son casi el doble de los blancos.

- VIH/SIDA: El índice de mortalidad por SIDA para afroamericanos es siete veces más alto que el de los blancos.

- Violencia: La tasa de homicidios de afroamericanos es siete veces más alta que la de los blancos. Las mujeres nativas de Alaska, entre 20 y 44 años de edad, tienen 16 veces más probabilidades de ser hospitalizadas por heridas de abusos.

- Salud integral: En 2000, se consideraba que casi el 8% de los blancos tenía una salud regular o mala comparado con el casi el 13% de hispanos/latinos, casi el 14% de afroamericanos y más del 17% de americanos nativos.

19. Bezruchka, S, "Societal hierachy and the health Olumpics". Canadian Medical Association Journal, 2001, p: 1701.
20. www.ine.es

IV. INDICADORES DE SALUD

Los indicadores de salud que se usan habitualmente, como la esperanza de vida al nacer y la tasa de mortalidad infantil, muestran que en materia de salud existe una diferencia cada vez mayor entre poblaciones mayoritarias y minoritarias. La pobreza es el factor que más contribuye a las disparidades en lo que respecta al estado de salud.

ESPERANZA DE VIDA

Situaremos a Estados Unidos dentro del Continente para después centrarnos en este país.

La esperanza de vida distinguiendo sexo:

América tiene una esperanza de vida al nacer de 71 años para los hombres y 76 para las mujeres, esta última superada por Europa donde la esperanza de vida en las mujeres es algo superior, de 78 años. La esperanza de vida de los hombres es también superior en Oceanía. (20).

Por tanto es uno de los países del mundo con la esperanza de vida mayor junto con Europa y Oceanía, seguida muy por debajo por Asia con 66 años los hombres y 69 las mujeres, y África con 51 años los hombres y 53 las mujeres.

Si nos situamos en Estados Unidos concretamente y con los datos de la United Nations Population Division of Economic and Social Affairs, siguiendo la tabla World Population 2002 la esperanza de vida global en Estados Unidos es de 77 años, siendo superada por Canadá en dos puntos.

La esperanza de vida para Europa es de 74 años, pero hay países que superan a Estados Unidos como el caso de Islandia (80 años), Noruega, Italia, Malta, Finlandia, Austria, Bélgica, Francia, Suiza (79 años), Alemania, Luxemburgo, Holanda, Gran Bretaña (78 años). También la supera algún país de América Latina: Martinica con 79 años y Guadalupe, Costa Rica con 78 años.

La esperanza de vida para Oceanía es de 74 años pero superan a la de Estados Unidos algunos países como Australia y Nueva Zelanda con 79 años.

Para Asia es de 67 años, con la excepción de Japón que cuenta con 82 años y China con (79-80 años). La de África es de 49 años.

Nos encontramos con un envejecimiento de la población fundamentalmente en países desarrollados. El envejecimiento de la población es un aumento de la proporción de personas previamente clasificadas como mayores o viejas; es un concepto fundamentalmente estadístico-demográfico que está en relacionado con la estructura global de la población.

El envejecimiento humano está relacionado con la disminución física y sensorial, así como el aumento de la propensión a enfermedades crónicas y a un aumento de la dependencia.

20. www.Ined. fr/population. En chiffres/monde.

El resultado del estudio (21) muestra que la sola mejora en la mortalidad implica un aumento en años de vida y también en un aumento de la dependencia. La sola mejora de la morbilidad reduce los años y la proporción de vida dependiente.

La prevalencia de discapacidad está afectada por los cambios en mortalidad y morbilidad. La mejora sola de la mortalidad da lugar a una más elevada proporción de individuos no- funcionales. La mejora de la morbilidad da lugar a un más bajo porcentaje de individuos no-funcionales. La forma más efectiva de reducir el porcentaje de población con discapacidades funcionales es incrementar la edad en que la gente haga la transición hacia un "empeoramiento funcional".

La disminución de la mortalidad ha sido evidente en estos últimos 25 años, menos conocidos son los cambios en cuanto a morbilidad en la población anciana.

En los primeros informes sobre el aumento de discapacidad no parecía posible que mientras la esperanza de vida aumentaba, la salud de los ancianos se deterioraba. Recientes estudios muestran la posible mejora de la funcionalidad entre los ancianos. Tanto una visión como la otra han sido tomadas con escepticismo.(21)

Hacia el 2025, las Naciones unidas esperan un incremento superior al 60% en el grupo de personas de edad avanzada, mientras que las otras grandes categorías descienden (jóvenes), o crecen moderadamente (adultos).

Los países europeos, junto con Canadá y Estados Unidos, alcanzarán un 20% de población con 65 años o más; las naciones más orientales de Asia seguirán esta tendencia, al igual que América Latina, y apenas empezará a señalarse el proceso en África.

La causa de este envejecimiento es la caída de las tasas de fecundidad. El mantenimiento de tasas de mortalidad baja (países desarrollados) no parece afectar tan directamente a la estructura demográfica. (22)

Esta caída de la fecundidad empieza a poner peligro el reemplazo generacional (2,1 hijos por mujer), lo que puede llevar a problemas demográficos, económicos y sociales. 2,1 hijos por mujer se da también en Estados Unidos, por encima de la media de Europa del Sur que es de 1,3 hijos por mujer y la de Europa del Norte de 1,6 hijos. Siendo la de Canadá de 1,5 hijos.

21.Crimmins E., Hayward,M., Saito, Y., Changing mortality and morbidity ratesand the health status and life expentancy of the older population, "Demography", Vol. 31, 1994, pp.159-173.
22. www. Ined.fr/population. En chiffres/monde.

En cuanto al sexo las diferencias en 1900, el aumento de años de vida de las mujeres en los países desarrollados era de dos o tres años, pero en décadas recientes esta diferencia ha sido de cinco a ocho años. En los EE.UU. la esperanza de vida femenina excede a la masculina de 2,5 años en 1900 a 5,8 años en 1997. Importantes diferencias en la mortalidad persisten según la raza y la situación socioeconómica. Los afroamericanos y las personas de bajo nivel socioeconómico será más difícil que lleguen a una edad superior que otros de otras etnias y más alto nivel socioeconómico.

Una de las características que distingue la tendencia de mortalidad de los afroamericanos respecto la tendencia general y la de los blancos americanos, es que las diferencias de mortalidad entre sexos son más grandes para los afroamericanos que para los blancos en décadas recientes. En 1970, la expectativa de vida de las mujeres excede a la de los hombres en 8,3 años entre los afroamericanos, comparado con los 7,6 de los blancos.

Desde 1980 las diferencias entre sexos en la esperanza de vida han disminuido para toda la población en los EE.UU., entre los blancos era de 6,7 años mientras que para los afroamericanos todavía era de 9,3 años.

A finales de 1994 la diferencia hombre-mujer en la esperanza de vida en afroamericanos era de 9 años aunque en 1997 había disminuido a 7,5 años. (23)

TASA DE MORTALIDAD

La tasa de mortalidad, denominada también tasa bruta de mortalidad es el número de muertes por cada 1000 habitantes durante un año determinado.

La tasa bruta de mortalidad se ve afectada por muchas características de la población, especialmente por la estructura de edad. Por lo tanto al comparar las tasas de mortalidad de diferentes países, es prudente ajustar las diferencias en composición por edad antes de llegar a una conclusión acerca de la salud, o las condiciones económicas o ambientales de algún país.

Factores que afectan a la mortalidad:
- Condiciones higiénico-sanitarias.
- Tipo de hábitat
- La ocupación
- Los ingresos
- La instrucción
-

Las tasas de mortalidad por causas específicas varían ampliamente según la población y según el periodo, y se ven influenciadas por muchos factores, incluso las condiciones de salud y ambientales.

23. Irma T.Elo, New african american life tables from 1935-1940 to 1985-1990, "Demography", 38-1, feb 2001, pp. 97-114.

En el año 1900, las enfermedades del tipo pulmonía, bronquitis y gripe eran las principales causas de muerte en Estados Unidos; el 17,2% de todas las muertes se debía a las mismas, mientras que el 7,1% se debía a enfermedades cardíacas.

Sin embargo, para 1996, las enfermedades cardiacas habían llegado a ser la causa principal de muerte (31% de todas las muertes) y la pulmonía, la bronquitis y la gripe causaban únicamente el 3,6% de muerte. (24)

En 1999, la tasa bruta de mortalidad en los Estados Unidos fue de 877 defunciones por 100.000 habitantes, un aumento del 14% en relación con la cifra de 865 en 1988. Las tasas de mortalidad aumentaron por personas entre 45 y 54 años de edad y de mayores de 74 años de edad. Las tasas de mortalidad de las personas de 85 años y más aumentaron 2,4%, el aumento más grande de tasas de cualquier grupo de edad. Descendieron las tasas de mortalidad para cualquier otro grupo de edad.

Las personas de 5-14 años de edad mostraron la máxima disminución, con una reducción del 3,5%. Las enfermedades cardiovasculares y las neoplasias malignas fueron las principales causas de defunción de hombres y mujeres en 1999.

Los hombres tuvieron 13% más probabilidades de morir de cáncer que las mujeres, sobre todo porque fue más alto el número de fumadores de tabaco,
que es la principal causa de cáncer de pulmón y otros cánceres respiratorios. Los hombres fueron también casi dos veces más propensos a morir en accidente, se suicidaron con una frecuencia cuatro veces mayor y fueron víctimas de homicidio en proporción superior al triple y en comparación con las mujeres. (25)

24. www.ine.es
25. Abellan, A... La población del mundo, 1991.

Porcentaje Total de Mortalidad de Las Primeras 10 causas de Muerte: Estados Unidos 2001, según raza: (26)

Causas de Muerte (International Classification of Diseases, 1992)	Blancos	Negros	Indios American os	Asiáticos o islas Pacífico
Enfermedades de corazón	29.4	27.0	20.1	25.4
Cánceres malignos	23.1	21.6	18.0	26.4
Enfermedad cerebrovascular	6.8	6.6	4.8	9.4
Enfermedad respiratoria crónica	5.5	2.6	3.6	3.2
Accidentes	4.1	4.3	11.4	4.7
Diabetes Mellitus	2.7	4.3	5.4	3.4
Influenza y neumonía	2.6	2.0	2.7	3.2
Enfermedad de Alzheimer	2.4	1.1	0.8	0.8
Nefritis, síndrome nefrótico	1.5	2.5	2.0	1.7
Suicidio	1.3	0.7	2.7	1.7
Septicemia	1.2	2.0	1.3	1.1
Cirrosis	1.1	1.0	4.5	0.9
Homicidio	0.5	2.9	1.8	1.5
Sida (VIH)	0.3	2.7	0.6	0.2

National Vital Stadistics Reports, 2003.

PROBLEMAS ESPECÍFICOS DE SALUD

- Adultos (20-59 años):
El grupo de edad de 20-59 años constituye la mayor parte de población. En 1999, hubo 4.700 defunciones por enfermedades del sistema circulatorio en personas de 25-34 años, mientras en el grupo de edad 45-54 años la cifra ascendió a 48.600 defunciones por muertes debidas a neoplasias alcanzaron un total de 4.200 en personas de 25 a 34 años de edad y 90.200 defunciones en el grupo de edad de 45-54 años.

- Adultos mayores (60 y más años):
Los adultos mayores sufren más de las enfermedades crónicas como osteoporosis, artritis y alzheimer. Hubo un porcentaje extremadamente alto de adultos mayores con depresión y suicidio. Las causas principales de defunción de los adultos mayores fueron enfermedades cardiovasculares y cáncer, que representaron 60% del total de defunciones en esa población. La enfermedad pulmonar obstructiva crónica, diabetes mellitus y neumonía e influenza también fueron causas frecuentes de muerte.

- Salud de la Familia:
En 2000, las mujeres jefas de hogar con niños representaron casi una cuarta parte del total de familias.

26. National Vital Stadistics Reports, Novembre 2003, 9(52): 9.

- Salud de los Trabajadores:

De 1980 a 1995 hubo 93.338 defunciones por causas ocupacionales en los Estados Unidos.

Las causas principales de defunciones fueron accidentes terrestres, homicidios, accidentes causados por máquinas, caídas, electrocuciones y golpes por objetos caídos. Los hombres tuvieron 11 veces más probabilidades que las mujeres de morir durante el trabajo. Los trabajadores mayores de 65 años tuvieron la tasa de letalidad más alta por causas ocupacionales que cualquier otro grupo de edad. Las mujeres fueron las víctimas de dos terceras partes de las lesiones no mortales por agresión en el lugar de trabajo. (27)

PROBLEMAS DE SALUD POR EDAD

Tasa de mortalidad infantil (World population 2002)

Tasa de mortalidad ($^o/^{oo}$)

Norteamérica	8
Europa del Norte	10
Europa del Sur	10
Europa del Este	13
Japón	8
Oceanía	8
Asia	8
América Latina	6
África	15

Dentro de Norteamérica, Estados Unidos tiene un 8 $^o/^{oo}$ al igual que Canadá.

Tasa de mortalidad infantil ($^o/^{oo}$)

Mundo	55
África	88
América	24
Asia	54
Europa	8
Oceanía	25

Regional de Datos Básicos en Salud. Perfil de Salud de País 2002. Organización Panamericana de Salud O.M.S.

- Niños (0-4 años):

Casi una quinta parte de los niños menores de 6 años vivían en pobreza en 1999. En 1998, la mortalidad infantil fue de 7,2 defunciones por 1.000 nacidos vivos.

Las cinco principales causas de mortalidad infantil fueron en 1998 las malformaciones congénitas (22% del total de defunciones infantiles), trastornos relacionados con un periodo de gestación corto y el bajo peso no especificado al nacer (15%), Síndrome de muerte súbita del lactante (10%), las complicaciones maternas del embarazo (5%) y el síndrome de dificultad respiratoria (4%). Washington, la capital de los estados Unidos, tuvo una tasa de mortalidad infantil de 15,0 defunciones infantiles por 1.000 nacidos vivos. Como la mortalidad infantil, esta tasa también se mantuvo invariable de 1997 a1998. En 1998 la tasa de mortalidad de niños de 1-4 años fue de 35 defunciones por 100.000. Las tasas de defunciones más altas fueron entre niños negros, con 62 defunciones por 100.000 niños.

Las principales causas de muerte de niños de 1-4 años en 1998 fueron lesiones no intencionales que causaron cerca de 26 defunciones por 100.000, o el 37% del total de las defunciones. La segunda causa de defunción de este grupo fueron defectos congénitos, que causaron cerca de 4 defunciones por 100.000, representando el 11% de todas las defunciones. Las tres causas principales de estos niños fueron homicidio (8% del total de defunciones), cáncer (7%) y cardiopatía (4%).

El sexto lugar entre las principales causas de defunción correspondió a neumonía e influenza, representando 3% del total de defunciones en este grupo de edad.

-Escolares (5-9 años):

Los escolares de 5-9 años tuvieron la tasa de mortalidad más baja que cualquier otro grupo de edad. La tasa de mortalidad de este grupo descendió ligeramente del año 1998 al 1999. La causa principal de muerte de escolares fueron las causas externas. La mayoría de estas defunciones fueron debidas a accidentes de transporte terrestre. En 1998, 1 de cada 6 niños de todas las edades sufrían de asma.

- Adolescencia (10-14 y 15-19 años):

En 1998, el 17% de todos los adolescentes provenían de familias en pobreza y el 20% de familias en situación cercana a la pobreza. Entre estudiantes del último año de secundaria de 17-18 años de dad, el uso de drogas ilícitas se redujo de 26% a 25%, entre 1997 y 2000. Sin embargo, el uso de metilendioxianfetamina (MDMA), llamado éxtasis aumentó.

27. www.Sistema Regional de Datos Básicos en Salud. Perfil de Salud de País 2002. Organización Panamericana de Salud.O.M.S.

El uso de alcohol por adolescentes es de particular importancia por causa con un número mayor de lesiones y muertes por accidente de transporte terrestre. El uso de alcohol por estudiantes de secundaria descendió de 53% a 50% de 1997 a 2000. Durante 1976-80, 5% de las personas de 12-19 años de edad tenían sobrepeso, proporción que ascendió casi al 11% durante 1988-94.

En 1999, la mitad de los estudiantes de secundaria eran sexualmente activos. En 1999, el número de casos de SIDA en varones adolescentes se había reducido 11% (a126 casos), los nuevos casos en niñas adolescentes aumentaron 17% (a 168 casos). Mujeres adolescentes de 12-19 años tenían cuatro veces más probabilidades de ser víctimas de agresión sexual y violación que las de otros grupos de edad. En 1999, una quinta parte de estudiantes de secundaria entrevistados declararon que habían pensado en suicidarse. (28)

- GRUPOS MINORITARIOS

Las tasas de mortalidad de la población afroamericana para casi todas las principales causas fueron más altas que las de los blancos. Los afroamericanos tuvieron tasas de mortalidad inferiores para suicidio y enfermedad obstructiva crónica que blancos no hispanos. Los hombres de Asia sudoriental sufrieron más casos de cáncer pulmonar que la población mayoritaria de sexo masculino. Los hombres filipinos que viven en California registraron mayores tasas de hipertensión que otros hombres californianos de la misma edad. Los inmigrantes de Asia Sudoriental tienen 40 veces más probabilidades de padecer tuberculosis y hepatitis B que la población en general.

En los últimos decenios, los grupos minoritarios por su origen racial y étnico han aumentado mucho más rápido que la población blanca, que es la mayoritaria, y se espera que esta tendencia se mantenga en los próximos 30 años por lo menos.
Las proyecciones indican que la población negra crecerá 35% de 1990 al año 2020, mientras que se duplicará a más del doble la de otros grupos minoritarios (sobretodo la asiática y de las islas del Pacífico, pero también la de los indígenas estadounidenses y los naturales de Alaska). Se espera que la población hispana aumente un 84%. El crecimiento proyectado para la población blanca es solo del 11% en el periodo mencionado.

Aunque las enfermedades crónicas son las principales causas de defunción de las personas mayores de 45 años, pertenezcan o no a grupos minoritarios, la población minoritaria (negros, hispanos, indígenas de los Estados Unidos, y estadounidenses de origen asiático y de las islas del Pacífico) tiene una participación desproporcionadamente alta en la mortalidad, la enfermedad, la discapacidad y las condiciones adversas de salud.

28. Sistema Regional de datos básicos en salud. Perfil de salud de país 2002. Organización Panamericana de la Salud (OMS)

Los indicadores de salud que se utilizan habitualmente, como la esperanza de vida al nacer y las tasas de mortalidad infantil, muestran que en materia de salud existe una diferencia cada vez mayor entre las poblaciones mayoritarias y minoritarias. La pobreza es el factor que más contribuye a las disparidades en lo que respecta al estado de salud.

-Negros: Como el grupo minoritario más grande, los negros constituyen 12% de la población nacional. Aunque viven en todo el país y ocupan todos los niveles socioeconómicos, la mitad de ellos habitan en zonas urbanas caracterizadas por pobreza, escuelas deficientes y viviendas inapropiadas, y un tercio vive en estado de pobreza, proporción tres veces mayor que la de los blancos.

La tasa de mortalidad de los negros sobrepasa la de los blancos en 58,8%. Las tasas son también más altas con respecto a las principales causas de muerte. El homicidio sigue siendo la causa de mayor diferencia entre las razas. En 1995, la tasa de mortalidad por homicidio ajustada por edad fue cerca de seis veces mayor en la población negra que en la blanca, y en ese año el homicidio constituyó la principal causa de defunción en los negros de 15 a 24 años de edad. Las tasa de mortalidad por enfermedades crónicas, ajustadas por edad, son de un tercio a casi el triple más altas en la población negra que en la blanca.

Las tres causas de defunción que arrojaron tasas menores en los negros que en los blancos fueron la enfermedad pulmonar obstructiva crónica y los trastornos afines, el suicidio y la enfermedad de Alzheimer.

- Asiáticos y originarios de las islas del pacífico

Los asiáticos y originarios de las islas del Pacífico, que hablan más de 10 idiomas distintos y representan a muchos grupos culturales, constituyen la tercera minoría del país. Los asiáticos establecidos en los Estados Unidos son indistinguibles de la población mayoritaria en cuanto a su situación socioeconómica, y su ingreso mediano es mayor que la población general.

Estudios locales han determinado que ciertas acarrean riesgos importantes para la salud de los estadounidenses de origen asiático y de las islas del Pacífico. La tasa de cáncer de pulmón de los hombres del Asia Sudoriental es 18% más alta que la de los hombres blancos. Se ha documentado que los hombres filipinos de 50 años y más que viven en California tienen tasas de hipertensión arterial más altas que la población californiana en su conjunto.

La tuberculosis y la hepatitis B son motivo de particular preocupación para las comunidades inmigrantes. Las tasas de estas afecciones en inmigrantes del Asia Sudoriental son 40 veces mayores que la población general.

- Indígenas de los Estados Unidos:

Los indígenas estadounidenses y los nativos de Alaska constituyen el grupo minoritario más pequeño y suman 2,1 millones de habitantes. Aproximadamente 50% viven en las zonas urbanas y gran parte del resto, en reservas. El Gobierno Federal, por medio del Servicio de Salud de los Indígenas, se ocupa de la atención de salud de este grupo.

La población es relativamente joven, pues una gran proporción de indígenas estadounidenses mueren antes de los 45 años y porque su nivel de fecundidad es relativamente alto. Las tasas de mortalidad por diabetes, enfermedades del hígado y tuberculosis, ajustadas por edad, son dos o tres veces mayores en los indígenas estadounidenses que en la población general del país.

La principal causa de defunción de los indígenas estadounidenses menores de 45 años, son las lesiones no intencionadas, que muy a menudo se producen a consecuencia del consumo de alcohol (75%). La tasa de mortalidad por lesiones entre 15-24 años es dos o tres veces más alta que la de cualquier otro grupo. Más de la mitad (54%) de los accidentes causados por vehículos de motor que se producen en esta población se han atribuido a los efectos del alcohol.

El alcoholismo es el principal problema social y de salud de los indígenas estadounidenses y de las personas naturales de Alaska. En 1992, la tasa de mortalidad por diversas causas relacionadas con el consumo de alcohol (38,4 por 100.00 habitantes) fue 5,6 veces más alta que la de la población general (6,8 por 100.000 habitantes). El hábito de fumar y otras formas de uso del tabaco también causan problemas graves de salud.

V. HÁBITOS Y SALUD

La población americana muere por lo que allí se denomina "life style based deseases", enfermedades causadas por malos hábitos de la vida cotidiana

Las estadísticas más recientes indican que un 61% de los adultos entre 20 y 74 años de edad tienen sobrepeso u obesidad, factores de riesgo ambos para el desarrollo de enfermedades cardiovasculares. De una población cercana a los 270 millones de personas en EEUU, cerca de 50 millones serían obesos.

Entre los niños, las estadísticas no son menos alarmantes porque el sobrepeso afecta al 13% de los comprendidos entre los 6 y los 11 años y al 14% de los que se encuentran entre 12 y 19 años.

El aumento ha sido elevado, se ha triplicado respecto a las estadísticas de hace 30 años.

Según un estudio del (NHBLI) Instituto Nacional del Corazón, Pulmón y Sangre, han puesto cifras a la conocida relación entre obesidad y el riesgo de insuficiencia cardiaca. El estudio de Framingham, cuyas tablas se han utilizado por los profesionales sanitarios de todo el mundo, comenzó a realizarse en 1948, mediante un seguimiento de la evolución de la salud de decenas de miles de personas, a las que se controlaba anualmente la salud física, hábitos alimentarios, régimen de ejercicio y I.M.C. (Índice de Masa Corporal).

Según este estudio el sobrepeso supone un incremento del 34% del riesgo de sufrir un fallo que provoque la insuficiencia cardiaca, mientras que en la obesidad el riesgo aumenta un 104%.

Las estadísticas norteamericanas muestran que el sobrepeso y la obesidad son más elevados entre las minorías, principalmente entre los hispanos, afroamericanos, así como en familias con bajos ingresos económicos.

La táctica de ofrecer mas comida por menos dinero, o aumentar la porción por unas monedas más en la llamada "comida chatarra", es muy rentable para la industria alimentaria y atractiva para los consumidores. Pero los que sucumben a ella, en su mayoría personas de menos recursos, corren más riesgo de ser obesos-as, con los consiguientes problemas de salud...

La Unión de Consumidores en su publicación mensual Consumer Report "las porciones excesivas se han vuelto lo normal en la industria alimentaria de EEUU, distorsionando nuestro sentido de lo que es una porción correcta".

Ante las críticas algunas compañías, como McDonald´s, Pizza Hut y Taco Bell, han agregado a sus menús opciones más saludables, como ensaladas y sandwiches de pollo a la plancha.

VI. SISTEMA SANITARIO

Es un hecho incuestionable que el acceso a la atención sanitaria en los Estados Unidos, está condicionado por la capacidad de pago.

El sistema sanitario americano, especialmente a partir de la década de los 70 ha entrado en crisis progresiva, tanto por su inequidad, como por los altos costes.

Una cultura de salud dirigida al consumo de prestaciones, especialmente las dirigidas a la curación y rehabilitación de la enfermedad, en detrimento de las acciones de promoción y prevención de la salud. (29)

El sistema dispone a nivel mundial, de las mejores tecnologías y de los más avanzados recursos para la atención médica y directa a los usuarios con capacidad económica.

Sin embargo, y cada vez más, dos importantes y trascendentales problemas están, restringiendo la viabilidad del sistema: la situación de inaccesibilidad creciente al sistema(aproximadamente el 15% de la población carece de cobertura de atención médica) hace de la inequidad uno de los mayores riesgos del sistema de salud, y por otra parte, el otro problema radica en el alto coste del sistema que hace cada vez más insostenible su financiamiento en un escenario caracterizado por un marcado déficit fiscal. (30)

En septiembre de 1993, el presidente Clinton presentó en una sesión conjunta del Congreso de los EE.UU., que incluyó tanto al Senado como a la Casa de Representantes (House of Representantatives), su proyecto de reforma sanitaria, el proyecto de legislación social y económica más importante en EE.UU. desde el New Deal.

29. Los cuidados de salud en los Estados Unidos. Salud 2000; 1993, 42(9-12).
30. Badia, R. Perspectivas del Sistema de Salud en Estados Unidos. Todo Hospital, 1993; 5(96):71-77.

Según las encuestas más importantes, estas reformas son las propuestas gubernamentales consideradas más urgentes e importantes (junto con la creación de empleo) por parte del pueblo estadounidense. Un tercio de los votantes Clinton lo hicieron debido a sus propuestas de reforma sanitaria. Su esposa Hilary Rodham Clinton fue nombrada como directora del equipo que ha trabajado desde su elección en la elaboración del plan de reformas.

Hilary Clinton, había dirigido anteriormente dos comisiones en el estado de Arkansan, una sobre Educación y otra sobre Atención Primaria. Se distinguió por ser una persona muy hábil en consensuar las distintas corrientes dentro de sus equipos de trabajo.

La característica más importante de la reforma sanitaria constituye su universalización de derechos. El objetivo de las reformas Clinton es aumentar el estado de bienestar reduciendo a la vez el gasto social, para ello, se requiere una intervención estatal que racionalice el sector, controlando a su vez, el poder de monopolio de las compañías de seguros y de los proveedores. Los que se oponen a este plan son los que más dinero están obteniendo con el actual sistema sanitario. (31)

-Población no asegurada:

Los no asegurados retrasan o evitan la demanda de cuidados sanitarios para evitar pagar las abultadas facturas, o tienden a utilizar la red sanitaria poco uniforme de asistencia gratuita o más barata.
La falta de acceso, incluso a los cuidados preventivos más básicos, ha contribuido a la epidemia de enfermedades transmisibles de la infancia y a la alta mortalidad infantil que persiste en los Estados Unidos.
Más de la mitad de personas no aseguradas son trabajadores de pequeñas empresas e industrias, agricultura, construcción y comercio. Dos tercios estarían en hogares donde el ingreso es mayor que el definido como nivel de pobreza, (14.000 dólares en 1992 para una familia de cuatro miembros), lo que impediría acceder al Medicaid.

- Medicaid y accesibilidad:
Básicamente es un programa de salud para pobres. Alrededor del 14% de americanos en edad activa se benefician de esta forma de seguro con fondos públicos.

31. Navarro V. Las reformas sanitarias de Clinton y su posible relevancia en España. Centro de Salud 1994; 2(5): 397-400.

Las cantidades para el pago de proveedores de los servicios son más bajas que las de las aseguradoras privadas, y que el propio Medicare (por citar un ejemplo, la cantidad desembolsada por Medicaid para una histerectomía en el estado de Nueva York era de 240 dólares en 1989, mientras Medicare desembolsaba 1.448 dólares)... Por ello no son excepcionales los mensajes de "No se atiende Medicaid aquí"-No medicaid here-.

- Medicare y accesibilidad:

El 96% de los ancianos están cubiertos por Medicare, que es asequible a los acianos con independencia de sus ingresos o su estado de salud, programa administrado y financiado por el Gobierno Federal. Sus beneficiarios disfrutan de un buen acceso a los servicios, ya que el segmento de población anciana representa ingresos importantes para los proveedores y las tarifas son más generosas que Medicaid.

Los ancianos han de contribuir a los costes del servicio recibido, ya que las tarifas de reembolso son a menudo menores que las facturas médicas. Algunos servicios importantes como los cuidados de larga duración, y las medicinas deben ser pagados por los beneficiarios de Medicare. Para llenar el vacío de Medicare, dos tercios de la población anciana se suscriben seguros privados complementarios "Medigap":

- Población asegurada en compañías privadas:

Casi tres cuartas partes de todos los norteamericanos tienen algún tipo de cobertura de seguro sanitario privado, obtenido principalmente a través de su empresa o de la de otro miembro de la familia. Aunque las empresas contribuyen a la mayor parte de la factura del seguro, los trabajadores deben contribuir en parte a dichas pólizas.

Cada vez más empresas (en especial pequeñas empresas) no ofrecen seguros sanitarios debido al coste. Otras veces, las empresas intentan limitar las prestaciones y exigen que los trabajadores paguen más. Para mantener bajos los costes, las compañías aseguradoras ofrecen pólizas que excluyen coberturas para las enfermedades ya existentes, como diabetes o cáncer. Por esta razón, los trabajadores están cada vez menos predispuestos a cambiar de trabajo, por miedo a que el tratamiento de en fermedades no está cubierto con la nueva póliza de seguros.

- Población no asegurada:

Los hospitales son los principales proveedores de este grupo de población, teniendo que hacer frente a un incremento de la demanda y a una constante carga para cubrir el coste ocasionado por aquellos pacientes que no pueden pagar, así como las deudas de los pacientes que no pagan los servicios prestados a las compañías de seguros(32)

32. Los cuidados de salud en los Estados Unidos. Salud 2000; 1993; 42(9-12).

En EE.UU. las mejoras en salud no han beneficiado a todos por igual.

Canadá comparativamente tiene un modelo más igualitario pero ha tenido que limitar el presupuesto.

En Canadá, la redistribución del ingreso que ejerce el gobierno federal a través de los impuestos ha menguado las diferencias entre la población. La redistribución se traduce en seguros de desempleo, de asistencia social, acceso universal a la educación, estabilidad... lo cual refleja en Canadá tener una longevidad de vida entre las más altas del mundo.

Pero Canadá tuvo que disminuir su gasto en salud pasando del 10.2% del PIB en 1992 al 9.2% en 1997 para reequilibrar sus presupuestos.

El porcentaje de la población que pensaba que la accesibilidad a los servicios se había deteriorado era considerable. En 1998, más del 70% de la población canadiense estimaba que los plazos de espera ante una urgencia y para una cirugía se deterioraron durante los últimos años, más del 60% se quejaba de la falta de disponibilidad de enfermeras y médicos especialistas, 86% atribuía a los recortes presupuestarios la baja calidad de los servicios disponibles en la comunidad.

Más del 50% de la población se declara dispuesta a aceptar cierta privatización del financiamiento de los servicios para salir de la situación. Y sin embargo, cuando se interroga a los canadienses sobre sus valores, manifiestan una gran adhesión a los grandes principios sobre los que se apoya el sistema de salud canadiense:

- Un 93% considera muy importante la universalidad
- Un 85%   "   "   "   la accesibilidad
- Un 88%   "   "   "   la integralidad de la cobertura.

El Estado debe mantener un sistema público de seguro de enfermedad que es percibido como elemento central de su legitimidad y transformarlo para no hipotecar la supervivencia de la sociedad. Cosa que exige una gran y difícil negociación entre los diferentes grupos sociales.

VIII. REFLEXION PERSONAL

Tendencias demográficas en el mundo actua

Ante la pregunta como veo a una persona anciana en E.E.U.U. cuando sea mayor, primero debería definir el sexo y la edad: mujer, de 80 años en el 2050.

Esta cifra es la esperanza de vida que alcanzan al nacer las mujeres en el 2002(INED), no sabemos con exactitud cual será la esperanza de vida en el 2050 pero se mantendrán las diferencias respecto a los hombres y no dejará de ser menor. (Naciones Unidas, 2001).

El estado civil sería viuda, pues la esperanza de vida para los hombres en el mismo año es de 74 años (INED 2002).

Hemos visto que en EE.U.U. existen grandes desigualdades, pues las mejoras de salud no han beneficiado a todos los grupos por igual. Existen substanciales diferencias según la raza y el estatus socioeconómico.

Si hablamos de una mujer afroamericana la diferencia hombre-mujer en la esperanza de vida es todavía mayor, de 7,5 años para 1997.

Nos referiremos a una mujer americana blanca de clase media que ha trabajado durante toda su vida laboral. Quiere vivir independiente porque así lo ha hecho hasta ahora, pero ya presenta dependencias que la hacen pensar en que no podrá estar sola mucho tiempo. No presenta dificultad para realizar actividades básicas como: comer, vestirse, bañarse…, pero últimamente tiene algunos despistes, cosa que le preocupa.

Presenta enfermedad cardiovascular (insuficiencia cardiaca) controlada con medicación. Desde hace algunos meses dice perder la memoria y ha sido diagnosticada de demencia.

No presenta obesidad, le gusta la dieta mediterránea pues en California, lugar donde vive, ha tenido gran popularidad este tipo de dieta. Es exfumadora desde hace 50 años, de lo que dice estar muy orgullosa.

Tiene dos hijas que no viven en la misma ciudad. Desde hace unos cinco años tiene una señora particular que la ayuda en las tareas de la casa. Iba un par de horas a la semana, pero a partir del diagnóstico de demencia las hijas han querido que vaya al menos todos los días una hora al domicilio pues necesita ayuda para realizar actividades de la vida diaria como hacer la comida, la compra…

Dispone de seguro médico privado y no sabe que pasará con su pensión pues hace ya algunos años que dicen no poder mantenerla pues la proporción de apoyo a personas de edad será de 2 a 5 en el 2050 (Naciones Unidas).

Con la pensión de viudedad, la suya y algunos ahorros va sobreviviendo aunque si le suprimen su pensión, no podrá afrontar los gastos para pagar una residencia, cosa que las hijas ya se han planteado para muy pronto, teniendo en cuenta el diagnóstico médico.

Sus dos hijas de 50 y 52 años no la pueden atender porque también trabajan y tienen a sus hijos todavía viviendo en sus casas. No quiere ser una carga para ellas como lo fueron sus abuelas para su madre. Viven en grandes ciudades, muy lejos unas de las otras. Han comentado la situación de su madre y han decidido que lo mejor es llevarla a una institución en la que estará las 24 h. del día en compañía, aunque ellas tengan que aportar alguna ayuda económica.

VII. CONCLUSIONES

Nos encontramos frente a una población envejecida con tendencia al aumento en los próximos años. Los gastos en salud aumentarán pues también aumentarán las necesidades de este colectivo.

Los avances científicos en el ámbito de la medicina han contribuido a aumentar la esperanza de vida pero también a aumentar las enfermedades crónicas, múltiples, y estas se manifiestan a través de la pérdida de funcionalidad y deterioro de la calidad de vida y su capacidad de autonomía, lo que le lleva a depender de la asistencia de otras personas.

Al aumentar la edad aumentarán las dependencias. Necesitaremos a otras personas para hacerse cargo de estas pues la entrada de la mujer en el mundo del trabajo, la disminución del número de personas que forman el núcleo familiar y las reducidas dimensiones de las viviendas modernas harán problemática la permanencia de los ancianos en las casas de sus hijos.

Tendrán que desarrollarse nuevas políticas para atender al anciano dependiente pues este además de la atención sanitaria requiere una atención social, pues muchos no pueden satisfacer sus necesidades básicas como la alimentación o la vivienda. En muchos casos tiene tal grado de dependencia que requerirá residencias, pisos asistidos, centros de día, hospitales de día, cuidadores informales, atención domiciliara, teleasistencia...

Es de esperar que desde la Asamblea Mundial del Envejecimiento se aporten respuestas a los retos que plantea la creciente longevidad de los países desarrollados y el nuevo perfil epidemiológico de las personas mayores

Según Dennnis O´Leary, presidente de la Joint Comission on Acreditation of Healthcare "la sanidad en Estados Unidos no es lo que podría ser". Somos el país industrializado que más gasta en sanidad cada año y, pese a ello, ocupamos el puesto 37 en el ranking de los sistemas sanitarios más eficaces del planeta, que publica la Organización Mundial de la Salud". (33)

33. www.diariomedico.com.

Otro problema a plantearse es la desigualdad. Cuando las mayorías son las que tienen menor acceso a los servicios reclaman sus derechos y esto es lo que está ocurriendo en EE.UU., donde ya desde el gobierno han intentado hacer algunas reformas en el sistema privado. Los gobernantes deberán acercarse a aquellas minorías que actualmente se están convirtiendo en mayoritarias.

¿En que tipo de sociedad habrá una pequeña brecha entre ricos y pobres? En una donde las personas se perciban en igualdad. En las sociedades donde hay una brecha grande entre ricos y pobres, las cosas se realizan a través del poder, coerción y dominación. La gente sin poder experimenta resignación y resentimiento. Por tanto también la calidad el ambiente psicosocial determina la salud de la población.

Pero cuando nos preguntamos sobre lo que es salud, cada persona daría una definición dependiendo de su situación personal. Según Maslow cuando tenemos cubiertas las necesidades básicas queremos cubrir otras nuevas, por lo tanto la salud la hemos de observar no solo desde el punto sanitario sino desde el punto de vista social, económico...

Una definición de salud de un médico catalán Jordi Gol i Gurina," salud es una forma de vida autónoma, alegre y solidaria", pero claro, ésta era una definición del año 70. En la actualidad ¿como entendemos la autonomía cuando tantos ancianos la han perdido?, intentaremos buscarla.

No tendremos salud en un sistema donde no podamos pagar nuestra póliza de salud y no nos puedan asistir, pero tampoco la tendremos cuando tengamos que ser operados y nos encontremos ante una interminable lista de espera. Quizá la gente con más recursos podrá hacer frente a los dos dilemas presentados, esto quizá no nos garantice que sea más feliz, pero si que tenga más salud al menos a nivel individual.

En EE.UU. el Estado ha intervenido poco en la salud de sus ciudadanos. El Estado del Bienestar no se ha desarrollado como en algunos países europeos, por lo tanto la mentalidad para afrontar el futuro es también diferente a la nuestra.

VIII. REFERENCIAS BIBLIOGRÁFICAS

1. Wisensale S., El envejecimiento de la población mundial.

2. Una sociedad para todas las edades: Evolución y exploración. Programa de las Naciones Unidas sobre el envejecimiento.

3. Zamora F, ¿Quién teme al envejecimiento?, "Sistema" 175-176, 2003, pp. 201-
   214.

4. Robles, E., Bernabeu J., Benavides F.G., "La Transición Sanitaria: Una revisión Conceptual", Boletín de la Asociación de Demografía Histórica, 14, 1996, pp. 117-144.

5. Gómez R., Contrastes, excepciones y frenos en las tendencias de la mortalidad mundial, "Sistema", 175-176, 2003, pp. 113-139.

6. http.www.U.S. Census Bureau. International Data Base (IDB). Population Pyramids.

7. Vallin J, La población Mundial. Madrid: Alianza Universidad; 1997.

8. OMS. "LA Santé por tous au 21 siècle. Cohopenhague. OMS. 1988, Europe.

9. Putman RD. Making democracy work-civil tradition in modern Italy. Pricenton . University Press, 1993.

10. Bordieu P, Raisons practiques. Seuil, 1994, París.

11. Contandriopolos AP, "Pourquoi certaines populations vivent-elles plus longtemps que d´autres? De l´avantage d´etre riche, cultivé et japonais", La Recherche (Special) julio-agosto; 322: 102-105.

12. Smith GD."Income inequality and mortality: why are they related?".British Medical Journal, 1996. 312:987.

13. Lynch JW, Kaplan GA. "Understanding how inequality in the distribution of Income Affects Health". Journal Health Psych, 1997. 23:297.

14. Wilkinson RG."Income Distribution and Life Expectancy.British Medical Journal, 1992, 304: 165-168.

15. Wolfson MC, Murphy BB. New Views on Inequality Trends in Canada and the United States, 1998, Labor Review, 3 (abril).

16. Oriol, A., "El sistema sanitario de los E.E.U.U", Salut Catalunya, 1996, V: 10-N: 2, pp. 105-109.

17. Estado de la población mundial 2003. UNFPA

19. Bezruchka, S, "Societal hierachy and the health Olumpics". Canadian Medical Association Journal, 2001, p: 1701.

20. www.ine.es

21.Crimmins E., Hayward,M., Saito, Y., Changing mortality and morbidity ratesand the health status and life expentancy of the older population, "Demography", Vol. 31, 1994, pp.159-173.

22. www. Ined.fr/population. En chiffres/monde.

23. Irma T.Elo, New african american life tables from 1935-1940 to 1985-1990, "Demography", 38-1, feb 2001, pp. 97-114.

24. Abellán, A... La población del mundo, 1991.

25. www.ine.es

26. National Vital Stadistics Reports, Novembre 2003, 9(52):9.

27. www.Sistema Regional de Datos Básicos en Salud. Perfil de Salud de País 2002. Organización Panamericana de Salud.O.M.S.

28. Sistema Regional de datos básicos en salud. Perfil de salud de país 2002. Organización Panamericana de la Salud (OMS).

29. Los cuidados de salud en los Estados Unidos. Salud 2000; 1993, 42(9-12).

30. Badia, R. Perspectivas del Sistema de Salud en Estados Unidos. Todo Hospital, 1993; 5(96):71-77.

31.Navarro V, "Las reformas sanitarias de Clinton y su posible relevancia en España", Centro de Salud 1994; 2(5): 397-400.

32. Los cuidados de salud en los Estados Unidos. Salud 2000; 1993; 42(9-12).

33. www.diariomedico.com.

FUENTES

- Zamora F, ¿Quién teme al envejecimiento?, "Sistema" 175-176, 2003, pp. 201- 214.

- Gómez R., "Contrastes, excepciones y frenos en las tendencias de la mortalidad mundial", Sistema, 175-176, 2003, pp. 113-139.

- Fernández J.A., El futuro demográfico de España, "Sistema" 175-176, 2003, pp.243-262.

- Cantalapiedra, M, Las proyecciones de la población de España, "Sistema" 175-176, 2003, pp.263-283.

- Abellán A., Longevidad y estado de salud, "Envejecer en España", II asamblea mundial sobre el envejecimiento, Ministerio de Asuntos Sociales, 2002, pp. 27-33.

- Vallin J, "La población mundial", Madrid, Alianza Universidad, 1997.

- Informe sobre "La situación del envejecimiento de la población mundial" de Naciones Unidas, 2001.

- Revista Demography: "New african american life tables from 1935-40 to 1985-1990.

- National Vital Stadistics Reports.

- Informe sobre "El estado de la población mundial 2003", UNFPA.

- Weeks J., "Sociología de la población. Introducción a los conceptos y cuestiones básicas", Alianza Editorial, Madrid, 1993.

- http://www.boletinaps.org/boletin/boletein6/articulo_10.pdf. Artículo de André-Pierre Contandriopoulos (1997) "La santé entre les sciences sociales et les sciencies de la vie", donde encontramos la referencias a Putman, Bordieu, Smith, Lynch y Kaplan, Wilkinson, Wolfson.

- Oriol, A., El sistema sanitario de los EE.UU., "Salut Catalunya", 1996, V: 10-N: 2, pp. 105-109.

- Los cuidados de salud en los Estados Unidos." Salud 2000", 1993, 42(9-12).

- H.Tristram Engelhardt, Jr, Aspectes ètics de política sanitària, "Salud Catalunya", 1994-V: 8-N: 3, pp.55-58.

- Badia, R. Perspectivas del Sistema de Salud en Estados Unidos, "Todo Hospital", 1993; 5(96):71-77.

- organización Panamericana de la Salud. es
- Navarro V, "Las reformas sanitarias de Clinton y su posible relevancia en España", Centro de Salud 1994; 2(5): 397-400.
- www.population

- Ortun, V., Análisis económico de la política sanitaria, "Jano Medicina y Humanidades", 1985-V:-N: 644, pp.65-71.

- Rovira, J., Medida de la salud dentro de la evaluación económica, "Salud Catalunya", 1990-V: 4-N: 3, pp.101-104.
- Ortún V., La racionalidad en política sanitaria y sus limitaciones, "Revista rol de enfermería", 1990-V: XIII-N: 140, pp.12-15.
-www diario médico.com.
- Irma T.Elo, New african american life tables from 1935-1940 to 1985-1990, "Demography", 38-1, feb 2001, pp. 97-114.
- Crimmins E., Hayward,M., Saito, Y., Changing mortality and morbidity ratesand the health status and life expentancy of the older population, "Demography", Vol. 31, 1994, pp.159-173.

www.ingramcontent.com/pod-product-compliance
Lightning Source LLC
Chambersburg PA
CBHW081543280526
45788CB00010B/3342